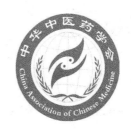

团 体 标 准

中医眼科临床诊疗指南

U0346163

2019-01-30 发布   2020-01-01 实施

中华中医药学会 发布

图书在版编目（CIP）数据

中医眼科临床诊疗指南/中华中医药学会编 . —北京：
中国中医药出版社，2020.4
ISBN 978 - 7 - 5132 - 5744 - 2

Ⅰ.①中…　Ⅱ.①中…　Ⅲ.①眼病 - 中医治疗法 - 指
南　Ⅳ.①R276.7 - 62

中国版本图书馆 CIP 数据核字（2019）第 219577 号

中华中医药学会
中医眼科临床诊疗指南

*

中国中医药出版社出版
北京经济技术开发区科创十三街 31 号院二区 8 号楼
邮政编码 100176
网址 www. cptcm. com
传真 010 - 64405750
河北省武强县画业有限责任公司印刷
各地新华书店经销

*

开本 880×1230　1/16　印张 4　字数 107 千字
2020 年 4 月第 1 版　2020 年 4 月第 1 次印刷

*

书号 ISBN 978 - 7 - 5132 - 5744 - 2　定价 65.00 元

*

社长热线　010 - 64405720
购书热线　010 - 89535836
维权打假　010 - 64405753

微信服务号　zgzyycbs
微商城网址　https://kdt. im/LIdUGr
官方微博　http://e. weibo. com/cptcm
天猫旗舰店网址　https://zgzyycbs. tmall. com

如有印装质量问题请与本社出版部联系（010 - 64405510）
版权专有　侵权必究

序　言

　　为落实好 2014 年中医药部门公共卫生服务补助资金中医药标准制修订项目工作任务，受国家中医药管理局政策法规与监督司委托，中华中医药学会开展对中医临床诊疗指南制修订项目进行技术指导和质量考核评价、审查和发布等工作。此次中医临床诊疗指南制修订项目共计 240 项，根据学科分为内科、外科、妇科、儿科、眼科、骨伤科、肛肠科、皮肤科、糖尿病、肿瘤科、整脊科、耳鼻喉科 12 个专业领域，分别承担部分中医临床诊疗指南制修订任务。根据《2015 年中医临床诊疗指南制修订项目工作方案》（国中医药法监法标便函〔2015〕3 号）文件要求，中华中医药学会成立中医临床诊疗指南制修订专家总指导组和 12 个学科领域专家指导组，指导项目组按照双组长制开展中医临床诊疗指南制修订工作（其中有 8 个项目未按期开展）。在中医临床诊疗指南制修订专家总指导组的指导下，中华中医药学会组织专家起草印发了《中医临床诊疗指南制修订技术要求（试行）》《中医临床诊疗指南制修订评价方案（试行）》《中医临床诊疗指南（草案）格式说明及规范（试行）》等文件，召开中医临床诊疗指南制修订培训会及论证会 20 余次，组织专家 280 余人次召开 25 次中医临床诊疗指南制修订项目审查会，经 2 次中医临床诊疗指南制修订专家总指导组审议，完成中医临床诊疗指南制修订工作。其中，有 171 项作为中医临床诊疗指南发布，56 项以中医临床诊疗专家共识结题，5 项中医临床诊疗专家建议结题。按照中医临床诊疗指南制修订审议结果，结合各项目组实际情况，对中医临床诊疗指南进行编辑出版，供行业内参考使用。

　　附：中医临床诊疗指南制修订专家总指导组和中医眼科临床诊疗指南制修订专家指导组名单

中医临床诊疗指南制修订专家总指导组

顾　问：王永炎　李振吉　晁恩祥

组　长：张伯礼

副组长：桑滨生　蒋　健　曹正逵　洪　净　孙塑伦　汪受传
　　　　唐旭东　高　颖

成　员：谢雁鸣　李曰庆　裴晓华　罗颂平　杜惠兰　金　明
　　　　刘大新　杨志波　田振国　朱立国　花宝金　韦以宗
　　　　毛树松　卢传坚　赵永厚　刘建平　王映辉　徐春波
　　　　郭　义　何丽云　高　云　李钟军　郭宇博　李　慧

秘　书：苏祥飞　李　慧

中医眼科临床诊疗指南制修订专家指导组

顾　问：高健生　庄曾渊

组　长：金　明

副组长：接传红　刘　静

成　员：毕宏生　巢国俊　段俊国　亢泽锋　彭清华　邱　波
　　　　邱礼新　王育良　韦企平　吴　烈　吴星伟　张铭连

秘　书：邓　辉　张丽霞

目　次

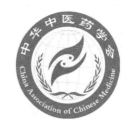

团 体 标 准

T/CACM 1188—2019
代替 ZYYXH/T 296—2012

中医眼科临床诊疗指南
后葡萄膜炎

Clinical guidelines for diagnosis and treatment of ophthalmology in TCM
Posterior uveitis

2019-01-30 发布   2020-01-01 实施

中华中医药学会 发布

前　言

本指南按照 GB/T 1.1—2009 给出的规则起草。

本指南代替了 ZYYXH/T296—2012 中医眼科常见病诊疗指南·葡萄膜炎，与 ZYYXH/T296—2012 相比，除编辑性修改外，主要技术变化如下：

——修改了先前版本中的指南题目（见题目，2012 年版的 1）；

——修改了先前版本中指南不适用的范围（见 1，2012 年版的 1）；

——修改了先前版本中的定义（见 2）；

——修改了先前版本中的中医归属范畴（见 2）；

——修改了先前版本中病史的诊断要点（见 3.1.1，2012 年版的 3.1.1）；

——修改了症状的诊断要点（见 3.1.2，2012 年版的 3.1.2）；

——修改了局部检查的诊断要点（见 3.1.3，2012 年版的 3.1.3）；

——修改了其他检查的要点（见 3.1.4，2012 年版的 3.1.4）；

——增加了"光学相干断层扫描仪（optical coherence tomography，OCT）可用于观察炎性病变侵及眼底组织的层次和位置"的最新内容（见 3.1.4）；

——删除了鉴别诊断中"急性结膜炎""急性闭角型青光眼"的鉴别内容（见 3.2）；

——修改了鉴别诊断中"飞蚊症""视网膜静脉周围炎"条目下的相关内容（见 3.2，2012 年版的 3.2）；

——删除了"肝经风热证"证型及证型内容（见 4.1，2012 年版的 4.1）；

——增加了"肝胆火炽证""脾肾阳虚证"证型及证候内容（见 4.1、4.5，2012 年版的 4）；

——修改了证候的排列顺序（见 4，2012 年版的 4）；

——修改了"风湿夹热证""痰瘀互结证""阴虚火旺证"的证候内容（见 4.2、4.3、4.4，2012 年版的 4.2、4.3、4.4）；

——修改了"分证论治"中证候的排列顺序，依据循证医学方法，增加了推荐级别（见 5.2，2012 年版的 5.2）；

——删除了"肝经风热证"的治法、主方、常用药（见 5.2.1，2012 年版的 5.2.1）；

——增加了"肝胆火炽证"的治法、主方、常用药（见 5.2.1）；

——增加了"脾肾阳虚证"的治法、主方、常用药，其中常用药中增加黄连、黄柏 2 种清热药物（5.2.5）；

——删除了"雷公藤多贰片：适用于肝经风热证"的内容（见 5.3，2012 年版的 5.3）；

——修改了"龙胆泻肝丸：适用于肝经风热证"为"龙胆泻肝丸：适用于肝胆火炽证"，并依据循证医学方法，对各中成药增加了推荐级别（见 5.3，2012 年版的 5.3）；

——删除了"肝经风热证"的取穴内容（见 5.4）；

——增加了外治法的相关内容（见 5.5）；

——增加了"预防调摄"（见 6）；

——增加了"参考文献"内容（见参考文献）。

本指南由中华中医药学会提出并归口。

本指南主要起草单位：上海中医药大学附属龙华医院。

本指南参加起草单位：山东中医药大学第二附属医院、上海市中西医结合医院、上海市第一人民医院、长春中医药大学附属医院、中国中医科学院眼科医院、江苏省中医院、浙江省中医院、常州市中医医院、黑龙江中医药大学附属医院。

本指南主要起草人：刘新泉、董志国。

本指南于 2012 年 7 月首次发布，2019 年 1 月第一次修订。

引　言

　　中医眼科学是中医学的重要组成部分，也是中医临床学科中具有一定治疗优势和特色的学科。标准化是制约中医眼科学学科发展的重要因素，迫切需要在继承传统、吸收现代研究成果、应用现代科研方法的基础上，研究和制订具有中医药特色、科学性强、严谨规范，能够被行业内实际应用、行业外广泛接受和认可的诊断标准及辨证治疗指南，以指导中医眼科临床，促进眼科医疗、科研、教学工作的规范和事业的发展。

　　后葡萄膜炎是眼科常见病，属难治之症。中医治疗后葡萄膜炎有悠久的历史、丰富的经验。几千年来，历代医家积累总结了大量宝贵的临床经验，但有关后葡萄膜炎的病因病机及辨证论治却是见仁见智，为后葡萄膜炎的中医诊治经验的传承与发展带来了一定的阻碍。已发布的葡萄膜炎临床诊疗指南缺乏有效的推广实施机制和手段，指南实施情况不理想，指南制修订程序有待规范。基于此，我们开展了后葡萄膜炎指南的修订工作，进一步丰富了指南的文献研究内容，指南的修订工作更加严谨、规范，便于后葡萄膜炎指南的推广实施。

　　本指南修订的文献研究基于循证医学证据收集和评价古代及现代文献，收集指南相关的研究成果、重点专科诊疗方案、重点学科建设成果等，按照指南相关内容进行统计分析总结。其中调查问卷参照德尔菲法进行专家调查。同时，此次修订工作开展了同行一致性评价及质量方法学评价，避免了指南在实施过程中由于地域差别造成的阻碍，保证了指南的规范性、科学性及可行性。

中医眼科临床诊疗指南　后葡萄膜炎

1　范围

本指南规定了后葡萄膜炎的诊断、辨证和治疗。

本指南适用于后葡萄膜炎的诊断和治疗。

2　术语和定义

下列术语和定义适用于本指南。

2.1

后葡萄膜炎 Posterior uveitis

后葡萄膜炎是一组累及脉络膜、视网膜、视网膜血管和玻璃体的炎症性疾病，临床上包括脉络膜炎、视网膜炎、视网膜脉络膜炎和视网膜血管炎等。

本病归属于中医"云雾移睛""视瞻昏渺""狐惑病"等病症范畴。

3　诊断

3.1　诊断要点

3.1.1　病史

患者多伴有全身疾病，如有慢性关节炎、类风湿关节炎、强直性脊柱炎、Reiter 综合征、银屑病、白塞病或免疫功能异常等。

3.1.2　临床症状

主要取决于炎症的类型、受累部位及严重程度，可有眼前阴影漂浮或有闪光感、视力减退，或视物变形。

3.1.3　局部检查

玻璃体混浊，或出血。眼底视盘水肿、出血，严重者视神经萎缩；黄斑囊样水肿，色素沉着及色素紊乱；视网膜水肿、渗出，视网膜血管炎，或渗出性视网膜脱离；脉络膜炎性病灶可为单一病灶，也可为多发性，表现为脉络膜水肿、脱离，新生血管及脉络膜视网膜萎缩，可致晚霞状眼底改变。

3.1.4　其他检查

荧光素眼底血管造影（fundus fluorescein angiography，FFA）和吲哚青绿眼底血管造影（indocyanine green angiography，ICG）：可评价视网膜炎、视网膜血管炎、脉络膜炎症的活动性、范围、动态及鉴别诊断；超声检查可见玻璃体混浊、视网膜脱离、脉络膜增厚、球壁增厚等改变；光学相干断层扫描仪（optical coherence tomography，OCT）可用于观察炎性病变侵及眼底组织的层次和位置[1]。

有选择性的全身疾病辅助检查：胸部摄片、四肢及骶髂关节摄片、结核菌素皮肤试验、梅毒血清学试验、抗链球菌溶血素"O"试验、血沉、C 反应蛋白、类风湿因子、HLA－B27 抗原、免疫球蛋白等。

3.2　鉴别诊断

3.2.1　飞蚊症

患者诉眼前有点状、细丝或蚊蝇翅状黑影飘动，可移位，而眼部检查无阳性体征，视力无影响。患者常有神经衰弱或精神忧郁表现。

3.2.2　视网膜静脉周围炎

初期患者诉眼前有黑影飘动或视力下降，眼部检查在视网膜周边部静脉旁有白色或灰黄色渗出物，静脉旁白鞘伴生；后期可见火焰状或片状出血，部分患者出现增殖性视网膜病变而形成牵拉性视网膜脱离。

4　辨证

4.1 肝胆火炽证

发病较急，眼前黑花飞舞，神膏内细尘状混浊；或见眼珠疼痛，眉棱骨痛，畏光、流泪、视力下降，胞睑红肿，白睛混赤，黑睛后壁可见点状或羊脂状沉着物，神水混浊，或伴黄液上冲，黄仁肿胀，纹理不清，瞳神缩小，展缩不灵，或瞳神干缺；口苦咽干，或大便秘结；舌红苔黄，脉弦数。

4.2 风湿夹热证

发病或急或缓，眼前黑花飞舞，神膏内细尘状混浊；或见瞳神紧小，抱轮红赤持久不退或反复发作，黑睛后壁有灰色沉着物，神水混浊，瞳神有白膜黏着；骨节酸楚，或小便不利，或短涩灼痛；苔黄腻，脉滑数。

4.3 痰瘀互结证

病情反复，迁延不愈，神膏混浊，视衣渗出多而难消，睫状体新生血管逐渐向晶珠发展，引起晶珠混浊，锯齿缘可见机化膜及广泛的前后粘连形成；视力下降，眼胀疼痛，头痛不移；舌质紫暗，苔厚腻，脉沉涩。

4.4 阴虚火旺证

病势较缓或日久不愈，眼前黑花飞舞，瞳神紧小或干缺，神膏混浊，眼底色素紊乱和色素脱失，赤痛时轻时重，眼干涩；口干咽燥，口舌生疮，心烦失眠；舌红苔薄，脉细数。

4.5 脾肾阳虚证

多见于慢性期，眼前黑花飞舞，白睛红赤不甚，瞳神紧小或干缺，黄仁晦暗，视物昏花，黑睛后壁或有棕灰色沉着物；全身兼见四肢不温、形寒气怯、口泛清涎；或长期应用皮质类固醇而体胖乏力，动辄心悸，气短；舌淡，舌苔白腻，脉细数。

5 治疗

5.1 治疗原则

治疗本病以祛风清热利湿为原则，实则泻之，虚则补之。若久病正虚邪实，以致气血凝滞，痰热互结，在祛邪的同时，兼顾正气。还要重视全身疾病的情况，治疗原发病，必要时应以激素治疗。

5.2 分证论治

5.2.1 肝胆火炽证（推荐级别：D）[2,8,9]

治法：清泻肝胆。

主方：龙胆泻肝汤（《医方集解》）加减。

常用药：龙胆、生地黄、当归、柴胡、木通、泽泻、车前子、栀子、黄芩、生甘草。

5.2.2 风湿夹热证（推荐级别：D）[2]

治法：祛风除湿清热。

主方：抑阳酒连散（《原机启微》）加减。

常用药：生地黄、独活、黄柏、防风、知母、蔓荆子、前胡、羌活、白芷、黄芩、寒水石、栀子、薏苡仁、半夏。

5.2.3 痰瘀互结证（推荐级别：D）[3]

治法：活血祛瘀，化痰散结。

主方：血府逐瘀汤（《医林改错》）合二陈汤（《太平惠民和剂局方》）加减。

常用药：当归、生地黄、桃仁、红花、赤芍药、枳壳、柴胡、川芎、桔梗、牛膝、半夏、茯苓、茺蔚子。

5.2.4 阴虚火旺证（推荐级别：D）[4,6,10]

治法：滋阴降火。

主方：知柏地黄汤（《医宗金鉴》）加减。

常用药：知母、黄柏、熟地黄、山萸肉、茯苓、泽泻、牡丹皮、山药、女贞子、旱莲草。

5.2.5 脾肾阳虚证（推荐级别：D）[2,5]

治法：益气温阳。

主方：附子理中汤（《奇效良方》）加黄连、黄柏等。

常用药：附子、人参、干姜、炙甘草、白术、黄连、黄柏。

5.3 中成药

——龙胆泻肝丸：适用于肝胆火炽证。（推荐级别：D）[7]

——知柏地黄丸：适用于阴虚火旺证。（推荐级别：D）[7]

5.4 针灸疗法

肝胆火炽者取穴太冲、风池、睛明、太阳、印堂、光明、行间；风湿夹热者取穴合谷、曲池、承泣、攒竹、风池、外关；阴虚火旺者取穴睛明、四白、三阴交、行间、肝俞、太溪、肾俞。

5.5 外治法

患眼药物熏洗或湿热敷，促进血液循环，以利退赤止痛。

直流电离子导入：根据不同证型辨证应用中药离子导入。

6 预防与调摄

——防止瞳神后粘连，减少或减轻并发症的发生。

——应用糖皮质激素的时间不宜过长，以避免并发症的发生。

——注意原发病的治疗。

——忌食辛燥之物，保持大便通畅。

参 考 文 献

［1］陆豪，李海生．眼光学相干断层扫描成像术原理和临床应用［M］．北京：世界图书出版公司，2008.

［2］施杞．现代中医药应用与研究大系［M］．上海：上海中医药大学出版社，1998.

［3］张梅芳，李云英．眼科与耳鼻喉专病中医临床诊治［M］．北京：人民卫生出版社，2000.

［4］段俊国．中西医结合眼底病学［M］．北京：中国中医药出版社，2005.

［5］谢学军．中西医结合临床医学专业系列教材·中西医临床眼科学［M］．北京：中国医药科技出版社，2001.

［6］段俊国．全国高等中医药院校研究生规划教材·中医眼科临床研究［M］．北京：人民卫生出版社，2009.

［7］郑燕林．高等中医药院校西部精品教材·中西医临床眼科学［M］．北京：中国医药科技出版社，2012.

［8］彭清华．中西医结合眼底病学［M］．北京：人民军医出版社，2011.

［9］唐由之，肖国士．中医眼科全书［M］．北京：人民卫生出版社，1996.

［10］张梅芳，邱波．面向21世纪高等医学院校教材·中西医结合眼科学［M］．北京：科学出版社，2003.

_____

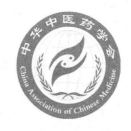

团 体 标 准

T/CACM 1245—2019

中医眼科临床诊疗指南
前葡萄膜炎

Clinical guidelines for diagnosis and treatment of ophthalmology in TCM
Anterior uveitis

2019-01-30 发布

2020-01-01 实施

中华中医药学会 发布

前　言

本指南按照 GB/T 1.1—2012 给出的规则起草。

本指南由中华中医药学会提出并归口。

本指南主要起草单位：山东中医药大学第二附属医院、中日友好医院、中国中医科学院眼科医院、河北省眼科医院、成都中医药大学第一附属医院、广西中医药大学第一附属医院、湖南中医药大学第一附属医院、长春中医药大学附属医院、山东中医药大学附属医院、江苏省中医院、中国中医科学院望京医院、天津中医药大学第一附属医院、陇南市中医医院。

本指南主要起草人：毕宏生、解孝锋。

引　言

前葡萄膜炎是眼科常见病，容易反复发作，影响视力。中医学治疗前葡萄膜炎有悠久的历史、丰富的经验。几千年来，历代医家积累总结了大量宝贵的临床经验。已发布的葡萄膜炎指南范围太过宽泛，临床实际情况复杂，缺乏有效的推广实施机制和手段，指南实施情况不理想，制修订程序有待规范。基于此，开展了前葡萄膜炎指南的修订工作，进一步丰富了指南的文献研究内容，指南的修订工作更加严谨、规范，便于前葡萄膜炎指南的推广实施。

本指南修订的文献研究基于循证医学证据收集和评价古代及现代文献，收集指南相关的研究成果、重点专科诊疗方案、重点学科建设成果等，按照指南相关内容进行统计分析总结。其中，调查问卷参照德尔菲法进行专家调查。同时，此次修订工作开展了同行一致性评价及质量方法学评价，避免了指南在实施过程中由于地域差别造成的阻碍，保证了指南的规范性、科学性及可行性。

中医眼科临床诊疗指南　前葡萄膜炎

1　范围

本指南规定了前葡萄膜炎的诊断、辨证和治疗。

本指南适用于前葡萄膜炎的诊断和治疗。

2　术语和定义

下列术语和定义适用于本指南。

2.1

前葡萄膜炎 Anterior uveitis

前葡萄膜炎是指疾病主要位于前部的葡萄膜炎，包括虹膜炎、虹膜睫状体炎和前部睫状体炎，临床上按病程分为急性和慢性两部分，前葡萄膜炎是葡萄膜炎中最常见的一种类型。[1-3]

本病归属于中医"瞳神紧小""瞳神干缺"等病症范畴。

3　诊断

3.1　诊断要点

3.1.1　病史[1-3]

可有全身疾病，如类风湿关节炎、强直性脊柱炎、Reiter综合征免疫功能异常等。

3.1.2　临床症状[1-3]

早期一眼或双眼微红、涩痛、视物昏矇，严重者眼红疼痛加剧，视力下降明显，畏光流泪，胞睑肿胀，部分病人出现发热、头痛、肢节肿痛，发病缓慢或反复发作者，眼部隐痛、视物昏矇。

3.1.3　局部检查[1-3]

3.1.3.1　不同程度的睫状充血或混合充血，慢性可无。

3.1.3.2　角膜后沉着物（keratic precipitates，KP）

急性炎症多表现为尘状KP，慢性炎症多尘状或羊脂状KP。

3.1.3.3　前房闪辉及细胞

用裂隙灯强点状光或短光带照射时，前房光带呈发白的光束，即为前房闪辉，或称Tyndall征。严重者可出现纤维素性渗出物或渗出膜。裂隙灯检查时光带中有大小均匀一致灰白色的尘埃颗粒，多发生在发病初期，大量白细胞沉积于下方房角可形成前房积脓。

3.1.3.4　虹膜与瞳孔改变

虹膜充血水肿，色泽污暗，纹理不清，瞳孔缩小，光反射迟钝。由于炎症反应，虹膜与周围组织容易发生粘连，与角膜发生粘连称为虹膜前粘连；与晶状体粘连，称为虹膜后粘连。若瞳孔缘完全后粘连，则称为瞳孔闭锁。炎性渗出物沉积在瞳孔区，形成渗出膜覆盖在瞳孔及晶状体表面，称为瞳孔膜闭，严重影响视力。

3.1.3.5　晶状体改变

色素可沉积于晶状体前表面，日久可出现晶状体后囊下灰白色混浊。

3.1.3.6　玻璃体改变

重症患者可有前玻璃体混浊。

3.1.3.7　眼压异常

早期可因虹膜后粘连导致眼压升高，久病不愈或急性炎症导致睫状体功能减退，房水分泌减少时可出现低眼压。

3.1.4　其他检查[1-3]

——白细胞计数及分类：在急性前葡萄膜炎患者中，由细菌感染引起者，白细胞升高，且多核白细胞计数升高；若病毒感染引起者，可见淋巴细胞增多。

——抗链球菌溶血素"O"试验、血沉、C反应蛋白、类风湿因子、结核菌素试验、梅毒血清学试验等的异常往往提示可能伴有全身性疾病。

——骶髂关节X线检查：对HLA – B27相关性葡萄膜炎、强直性脊柱炎、Reiter综合征、银屑病伴发的急性前葡萄膜炎有一定诊断意义。

3.2 鉴别诊断[1-3]

3.2.1 急性结膜炎

结膜充血，近穹隆部明显，睑结膜可见乳头增生、滤泡形成、分泌物增多，但KP阴性，房闪阴性，瞳孔正常，视力一般正常。

3.2.2 急性闭角型青光眼

睫状充血或混合充血，角膜水肿，前房变浅，瞳孔散大，眼压明显升高。本病前房深浅正常，瞳孔缩小，眼压一般正常或降低，只有渗出物阻塞房角或瞳孔闭锁时才会眼压升高。

4 辨证[3]

4.1 肝经风热证

发病急骤，瞳神紧小，畏光流泪，目珠坠痛，头额痛，视物模糊。抱轮红赤，黑睛后壁灰白色点状沉着物，神水不清，黄仁肿胀，纹理不清，发热恶风，头痛身痛，或伴口腔、生殖器溃疡，或伴颈项强直，舌质红，苔薄白或微黄，脉浮数或弦数。

4.2 肝胆火炽证

多见于本症急性前部炎症之早、中期，瞳神紧小，目珠坠痛拒按，痛连眉棱、颞颥，视力锐减，畏光、灼热、多泪。抱轮红赤或白睛混赤，黑睛后壁灰白色沉着物密集，神水混浊重，黑睛与黄仁之间或见黄液上冲，或见血液沉积，口苦咽干，烦躁不眠，便秘溺赤，口舌生疮，舌红苔黄而糙，脉弦数。

4.3 风湿夹热证

发病或急或缓，瞳神紧小或偏缺不圆，目珠坠痛，痛连眉骨，颞颥闷痛，视物昏朦或自觉眼前黑花飞舞，羞明流泪。抱轮红赤持久不退或反复发作，黑睛后有灰白色羊脂样沉着物，神水混浊，黄仁纹理不清，多伴有头晕身重、骨节酸痛，或小便不利，或短涩灼痛，舌红苔黄腻，脉滑数。

4.4 阴虚火旺证

病势较缓或病至后期，瞳神紧小或干缺，赤痛时轻时重，反复发作，眼干涩不适，视物昏花。检查见眼前部炎症较轻，头晕耳鸣，口燥咽干，五心烦热，失眠多梦，舌红少苔或苔干乏津，脉细数。

5 治疗

5.1 治疗原则

前葡萄膜炎急性期应该控制症状，减少并发症，宜中西医结合治疗，根据病情需要选择散瞳、糖皮质激素滴眼等疗法；本病病因复杂，若合并全身疾病，必要时请相关科室综合治疗。

5.2 分证论治

5.2.1 肝经风热证[4-7]（推荐级别：D）

治法：疏风清热。

主方：新制柴连汤（《眼科纂要》）加减。

常用药：柴胡、黄连、黄芩、赤芍药、蔓荆子、山栀子、龙胆、木通、甘草、荆芥、防风等。

5.2.2 肝胆火炽证[4-8]（推荐级别：D）

治法：清泻肝胆。

主方：龙胆泻肝汤（《医宗金鉴》）加减。

常用药：龙胆、炒栀子、柴胡、黄芩、车前子、木通、生地黄、泽泻、生甘草、知母、赤芍药、牡丹皮等。

5.2.3 风湿夹热证[4-5,7]（推荐级别：D）

治法：祛风清热除湿。

主方：抑阳酒连散（《原机启微》）加减。

常用药：生地黄、独活、黄柏、防风、知母、蔓荆子、前胡、羌活、白芷、黄芩、寒水石、栀子等。

5.2.4 阴虚火旺证[4-7]（推荐级别：D）

治法：滋阴降火。

主方：知柏地黄汤（《医宗金鉴》）加减。

常用药：知母、黄柏、熟地黄、山萸肉、茯苓、泽泻、牡丹皮、山药等。

5.3 辨证选择静脉滴注中药注射液[9]（推荐级别：D）

以清热解毒为原则，选用清开灵注射液等。

5.4 针刺疗法[10-11]（推荐级别：D）

针刺选择患眼太阳、睛明、攒竹、丝竹空、鱼腰为主穴。肝胆火炽者取太冲、风池、行间；风湿夹热者取合谷、曲池、外关；阴虚火旺者取四白、三阴交、肝俞。不捻转，留针30分钟。

5.5 中药湿敷[12]（推荐级别：D）

中药湿敷：金银花、黄芩、连翘、龙胆、荆芥、防风、黄连、菊花、蒲公英、红花各10g，加水1000mL同煎，沸腾后小火煎7~8分钟，将药液倒出。每次从中倒出200mL，加热后湿敷。每日2~3次。

5.6 中成药（推荐级别：D）

——龙胆泻肝丸：适用于肝胆火炽证。

——知柏地黄丸：适用于阴虚火旺证。

6 预防与调摄

——注意瞳神变化，防止瞳神后粘连，减少并发症的发生。

——忌食辛辣食物、戒烟酒，以防助湿生热，加重病情，保持大便通畅。

——外出戴有色眼镜，以防强光刺激。

——注意休息，防止外感风寒，以免加重病情或诱使本病复发。

参 考 文 献

[1] 杨培增. 葡萄膜炎诊断与治疗［M］. 北京：人民卫生出版社，2009.

[2] 赵堪兴，杨培增. 眼科学［M］. 北京：人民卫生出版社，2013.

[3] 段俊国. 中医眼科学［M］. 北京：人民卫生出版社，2012.

[4] 许玺明. 中医治疗急性前葡萄膜炎的临床疗效观察［J］. 内蒙古中医药，2014，10（26）：18
－19.（证据分级：Ⅱ；改良 Jadad 量表评分：3 分）

[5] 叶茂果，姚岱君. 中西医结合治疗特发性急性前葡萄膜炎临床观察［J］. 亚太传统医药，2013，
9（7）：169－170.（证据分级：Ⅱ；改良 Jadad 量表评分：3 分）

[6] 马芬俞. 中西医结合治疗虹膜睫状体炎疗效观察［J］. 山西中医学院学报，2010，11（6）：
24－25.（证据分级：Ⅱ；改良 Jadad 量表评分：3 分）

[7] 胡善萌，魏南珠，刘正明，等. 中西医结合治疗葡萄膜炎 32 例临床观察［J］. 安徽中医学院学
报，2005，24（3）：8－10.（证据分级：Ⅲ；MINORS 条目评价：13 分）

[8] 李玉洁，韩旭东，刘福田. 龙胆泻肝汤加减治疗虹膜睫状体炎 50 例［J］. 中国民间疗法，
2014，22（9）：49.（证据分级：Ⅲ；MINORS 条目评价：13 分）

[9] 安志红. 清开灵治疗急性虹膜睫状体炎的疗效分析［J］. 长春中医药大学学报，2009，25（5）：
751.（证据分级：Ⅲ；MINORS 条目评价：13 分）

[10] 韩贯宇，毕宏生，解孝锋. 针刺联合局部激素治疗前葡萄膜炎临床研究［J］. 长春中医药大学
学报，2012，28（6）：995－996.（证据分级：Ⅱ；改良 Jadad 量表评分：3 分）

[11] 王海燕. 中西药结合针刺治疗急性虹膜睫状体炎临床效果观察［J］. 中外医疗，2013，10
（28）：140－141.（证据分级：Ⅱ；改良 Jadad 量表评分：3 分）

[12] 林志辉. 中药熏眼干预治疗葡萄膜炎的临床观察［J］. 中国实用医药，2014，9（29）：145.
（证据分级：Ⅲ；MINORS 条目评价：13 分）

[13] 于瑞云. 中西医结合治疗虹膜睫状体炎研究进展［J］. 山东中医药大学学报，2010，34（6）：
549－551.

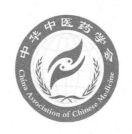

团 体 标 准

T/CACM 1257—2019
代替 ZYYXH/T302—2012

中医眼科临床诊疗指南
原发性视网膜色素变性

Clinical guidelines for diagnosis and treatment of ophthalmology in TCM
Primary retinitis pigmentosa

2019-01-30 发布

2020-01-01 实施

中华中医药学会 发布

前　　言

本指南按照 GB/T 1.1—2009 给出的规则起草。

本指南代替了 ZYYXH/T 302—2012 中医眼科常见病诊疗指南·原发性视网膜色素变性，与 ZYYXH/T 302—2012 相比主要技术变化如下：

——修改了指南的适用范围（见 1，2012 年版的 1）；

——修改了原发性视网膜色素变性的术语和定义（见 2，2012 年版的 2）；

——修改了局部检查（见 3.1.1，2012 年版的 3.1.3）；

——修改了其他检查（见 3.1.2，2012 年版的 3.1.4）；

——修改了鉴别诊断（见 3.4.1、3.4.2、3.4.3、3.4.4，2012 年版的 3.2.1、3.2.2、3.2.3、3.2.4）；

——修改了气虚血瘀证的表现（见 4.4，2012 年版的 4.4）；

——修改了治疗原则（见 5.1，2012 版的 5.1）；

——依据循证医学方法，增加了分证论治中方药的推荐级别（见 5.2.1、5.2.2、5.2.3、5.2.4）；

——增加了中成药"金匮肾气丸""右归丸""杞菊地黄丸"，并依据循证医学方法，对各中成药增加了推荐级别（见 5.3，2012 年版的 5.3）；

——依据循证医学方法，针灸疗法中增加了证据分级和推荐级别（见 5.4）；

——增加了眼局部取穴（见 5.4.1）；

——增加了头针（见 5.4.2）；

——修改了体针、耳针的内容（见 5.4.3、5.4.4，2012 年版的 5.4.1、5.4.2）；

——删除了皮针（见 2012 年版的 5.4.3）；

——删除了推拿按摩（见 2012 年版的 5.5）；

——增加了其他治疗方法，依据循证医学方法，增加了推荐级别（见 5.5）；

——增加了预防与调摄（见 6）。

本指南由中华中医药学会提出并归口。

本指南主要起草单位：湖南中医药大学第一附属医院、中国中医科学院眼科医院、山东中医药大学第二附属医院、河北省眼科医院、成都中医药大学附属医院、北京中医药大学东方医院、首都医科大学附属北京同仁医院、上海中医药大学附属龙华医院、黑龙江中医药大学第一附属医院、天津中医药大学第一附属医院、云南省中医院、贵阳中医学院第一附属医院、广州中医药大学第一附属医院、广西中医药大学第一附属医院。

本指南主要起草人：喻京生、彭清华、亢泽峰。

本指南于 2012 年 7 月首次发布，2019 年 1 月第一次修订。

引　言

原发性视网膜色素变性是眼科常见的遗传性视网膜疾病，也是世界范围内常见的致盲性眼病，病理机制复杂且尚未明确，为眼科难治之症。而中医药综合方法治疗本病有一定优势，在对本病所积累的丰富的研究成果基础上，制订科学、严谨、规范的临床指南，对进一步提高原发性视网膜色素变性的临床诊治效果尤为重要。

2012年已发布的指南实施情况不理想，指南制修订程序及内容需进一步规范。基于此，开展了原发性视网膜色素变性指南的修订工作。对原有指南进行整理、研究和提升的过程，对于推动中医药学术发展、完善中医药标准体系、推动临床指南的广泛应用、提高临床指南的质量水平，具有显著意义。

此次指南修订的文献研究基于循证医学证据的收集、评价古代和现代文献，尽可能地广泛吸纳相关研究成果、重点专科诊疗方案、重点学科建设成果等。采用了德尔菲法专家调查、同行一致性评价及质量方法学评价，避免了指南修订过程中相关因素的影响，从而保证指南的规范性、科学性及可行性。

中医眼科临床诊疗指南　原发性视网膜色素变性

1　范围

本指南规定了原发性视网膜色素变性的诊断、辨证和治疗。

本指南适用于原发性视网膜色素变性的诊断和治疗。

2　术语和定义

下列术语和定义适用于本指南。

2.1

原发性视网膜色素变性 Primary retinitis pigmentosa，PRP

原发性视网膜色素变性是指以夜盲、视野缩小、视力下降为特征的疾病。从遗传学角度分为四类，即常染色体显性遗传、常染色体隐性遗传、性连锁隐性遗传及散发型（无家族史）。

本病归属于中医"高风内障""高风雀目"等病症范畴。

3　诊断

3.1　病史

多数患者有夜盲病史，部分有家族史。

3.2　临床症状

多数患者在青少年及儿童期发病，夜盲是最早发生的症状，部分患者在昏暗光线下视力下降；视野进行性缺损，中心视力下降和辨色困难，最终致盲。

3.3　检查

3.1.1　局部检查

眼底：视盘颜色蜡黄、视网膜血管狭窄及骨细胞样色素沉着。结晶样视网膜变性眼底还可见视网膜散在结晶样亮点，视网膜色污秽；白点状视网膜变性眼底遍布小白点，但不侵犯黄斑部。

3.1.2　其他检查

视野：病变早期可有环形暗点，逐步向中心及周边扩展，晚期仅残留中央管状视野。

视觉电生理：疾病早期，视网膜电图（ERG）呈低波迟延型，a、b波波峰降低、峰时延长，最后a、b波消失呈熄灭型。

荧光素眼底血管造影：可呈现因色素脱失而透见的脉络膜荧光、色素斑块引起的遮挡荧光；晚期可因脉络膜毛细血管无灌注，而逐渐出现明显的强荧光。

光学相干断层扫描：常表现为视网膜变薄，视网膜外层结构萎缩，由周边向后极部发展。可伴有黄斑囊样水肿、视网膜前膜等。

暗适应检查：暗适应能力差，常有典型的暗适应终阈值升高。

3.4　鉴别诊断

3.4.1　继发性视网膜色素变性

脉络膜炎性疾患、眼外伤、视网膜脱落复位术后眼底均可出现脉络膜视网膜弥漫性萎缩、色素沉着等改变，但其血管无明显变细、ERG异常较轻，并同时参考相应病史以资鉴别。

3.4.2　梅毒性脉络膜视网膜炎

本病患者有梅毒病史，如为先天性者症状类似原发性视网膜色素变性，其父母血清梅毒反应亦呈阳性，眼底可见视网膜下非骨细胞样色素沉着，分布不均，主要位于后极部，形态不规则，脉络膜视网膜萎缩斑明显，夜盲不明显，视野检查无环形暗点，ERG b波振幅轻度降低或正常，血清梅毒反应阳性。

3.4.3 风疹病毒先天感染

本病患者多有核性白内障和母亲患病史，椒盐样眼底可以合并有小眼球、耳聋、先天性心脏异常或其他全身性异常。ERG 多正常。

3.4.4 维生素 A 缺乏

本病常由营养不良或肠切除手术所致，可以是遗传性的。有显著的夜盲，结膜出现毕奥斑，周边视网膜深层可见大量黄白色、境界清楚的小斑。

4 辨证

4.1 肾阳不足证

夜盲，视物模糊，视野缩小；面色萎黄，神疲乏力，畏寒肢冷，耳鸣耳聋，阳痿早泄，夜尿频多，女子月经不调，量少色淡；舌质淡，苔薄，脉细无力。

4.2 肝肾阴虚证

夜盲，视物模糊，视物范围缩小，眼干涩；头晕耳鸣，失眠多梦，口干，腰膝酸软；舌质红，少苔，脉细数。

4.3 脾虚气弱证

夜盲，视物模糊，视物疲劳，不能久视，视野缩小；面无华泽，肢体乏力，食纳不馨，或有便溏泄泻；舌质淡，边有齿痕，苔薄白，脉细弱。

4.4 气虚血瘀证

夜盲，视野狭窄，视物模糊；病情日久，视盘蜡黄色，视网膜血管纤细，脉络膜血管硬化；舌质暗，苔薄白，脉细。

5 治疗

5.1 治疗原则

本病总以虚为主，虚中夹瘀兼郁，治宜从调理肝脾肾着手，在补虚同时，兼以活血化瘀、理气解郁，可望改善视功能或延缓病程。

5.2 分证论治

5.2.1 肾阳不足证

治法：温补肾阳，活血明目。

主方：右归丸（《景岳全书》）加减。（推荐级别：E）

常用药：熟地黄、制附子、桂枝、鹿角胶、山药、枸杞子、菟丝子、山茱萸、杜仲、当归。

5.2.2 肝肾阴虚证

治法：滋补肝肾，活血明目。

主方：明目地黄汤（《审视瑶函》）加减。（推荐级别：E）

常用药：生地黄、熟地黄、山茱萸、泽泻、山药、牡丹皮、茯神、柴胡、当归、五味子、鸡内金。

5.2.3 脾虚气弱证

治法：补脾益气，活血明目。

主方：补中益气汤（《内外伤辨惑论》）加减。（推荐级别：E）

常用药：柴胡、黄芪、人参、白术、升麻、陈皮、当归、甘草、丹参、夜明砂。

5.2.4 气虚血瘀证

治法：补气养血，化瘀明目。

主方：十全大补汤（《太平惠民和剂局方》）加减。（推荐级别：E）

常用药：党参、白术、茯苓、甘草、熟地黄、当归、川芎、白芍、黄芪、肉桂、生姜、大枣、枸杞子、生地黄、麦冬。

5.3 中成药

——金匮肾气丸或右归丸：适用于肾阳不足证。（推荐级别：E）

——明目地黄丸或杞菊地黄丸：适用于肝肾阴虚证。（推荐级别：E）

——补中益气丸：适用于脾虚气弱证。（推荐级别：E）

——十全大补丸：适用于气虚血瘀证。（推荐级别：E）

5.4 针灸疗法（推荐级别：D）

5.4.1 眼局部取穴

取穴：睛明、球后、太阳、上明、攒竹、瞳子髎、丝竹空、承泣、四白。

5.4.2 头针

取穴：视区。

5.4.3 体针

取穴：百会、风池、养老、肝俞、脾俞、肾俞、足三里、足光明、三阴交。

5.4.4 耳针

取穴：眼、肝、脾、肾等。

5.5 其他治疗方法

5.5.1 中药离子导入（推荐级别：E）

可选用活血化瘀通络的中药液，采用电离子导入的方式，使中药制剂直达眼部组织。

5.5.2 穴位注射[19]（推荐级别：D）

可选用复方樟柳碱注射液等行双侧颞浅动脉旁皮下注射。

5.5.3 耳穴疗法（推荐级别：E）

根据中医理论辨证取穴，如取肝、肾、目$_1$、目$_2$等耳部穴位，使用王不留行籽等籽实类物质按压刺激。

5.6 辨证使用中药注射剂

根据病情，酌情选用益气活血、化瘀通络类中药注射剂。（推荐级别：E）

6 预防与调摄（推荐级别：E）

——杜绝近亲结婚，做到优生优育。

——保证夜间照明充足，嘱病人生活要有规律，避免夜间外出活动。外出佩戴防护眼镜。饮食宜清淡、富于营养。

——此类患者病程长，见效慢，易焦虑，应做好情志护理。协助患者学习新的生活技巧，如学习盲文、按摩等，也可借助其他新的科学设备，训练其他知觉的敏感度，以适应生活。

——鼓励和指导患者积极锻炼身体，以增强体质。

参 考 文 献

[1] 中华医学会. 临床诊疗指南·眼科学分册［M］. 北京：人民卫生出版社，2006.

[2] 李凤鸣，谢立信. 中华眼科学［M］. 3 版. 北京：人民卫生出版社，2014.

[3] 何世坤，赵明威，陈有信. 视网膜色素上皮基础与临床［M］. 北京：科学出版社，2005.

[4] 张承芬. 眼底病学［M］. 北京：人民卫生出版社，1998.

[5] 夏小平. 视网膜色素变性［M］. 广州：华南理工大学出版社，2006.

[6] 刘家琦，李凤鸣. 实用眼科学［M］. 2 版. 北京：人民卫生出版社，2006.

[7] 贝政平，舒怀，周梁. 眼耳鼻咽喉科疾病诊断标准［M］. 2 版. 北京：科学出版社，2007.

[8] 郑筱萸. 中药新药临床研究指导原则［M］. 北京：中国医药科技出版社，2002.

[7] 刘红，孙丹宇，刘丽娟，等. 频域光学相干断层扫描在原发性视网膜色素变性中的应用［J］. 国际眼科杂志，2010，04：677 - 679.（证据分级：Ⅲ；MINORS 条目评价：19 分）

[8] 梁丽娜，庄曾渊. 视网膜色素变性患者视网膜光学相干断层扫描观察［J］. 中国中医眼科杂志，2001，04：8 - 10.（证据分级：Ⅲ；MINORS 条目评价：18 分）

[9] 唐松，黄丽娜，张国明，等. 视网膜色素变性患者的多焦视网膜电图与视网膜光学相干断层扫描的观察分析［J］. 临床眼科杂志，2006，06：483 - 485.（证据分级：Ⅲ；MINORS 条目评价：16 分）

[10] 孙世珉. 葡萄膜病学［M］. 北京：北京医科大学出版社，2002.

[11] 唐由之，肖国士. 中医眼科全书［M］. 北京：人民卫生出版社，1996.

[12] 李传课. 中医眼科学［M］. 北京：人民卫生出版社，1999.

[13] 古继红，喻干龙，朱有章. 视网膜色素变性辨证分型与血管内皮血小板功能改变关系的初步研究［J］. 中国中医眼科杂志，2000，02：22 - 25.（证据分级：Ⅲ；MINORS 条目评价：18 分）

[14] 刘秋云，张明亮. 视网膜色素变性的辨证分型及免疫的探讨［J］. 辽宁中医杂志，1992，02：9 - 11.（证据分级：Ⅲ；MINORS 条目评价：18 分）

[15] 彭清华，朱文锋，李传课. 视网膜色素变性血瘀机理的研究103 例眼血流图检测［J］. 江苏中医，1990，01：39 - 41.（证据分级：Ⅲ；MINORS 条目评价：17 分）

[16] 于卫东. 中医疗法治疗视网膜色素变性108 例［J］. 世界中医药，2008，03：162.（证据分级：Ⅳ；MINORS 条目评价：13 分）

[17] 孙艳，相晓军，宁英慧，等. 中西医结合治疗视网膜色素变性临床观察［J］. 实用医技杂志，2006，10：1758 - 1759.（证据分级：Ⅲ；MINORS 条目评价：17 分）

[18] 彭清华. 中医眼科学［M］. 9 版. 北京：中国中医药出版社，2012.

[19] 王静，朱宁云，石磊. 针药并用治疗视网膜色素变性临床体会［J］. 中国中医药信息杂志，2005，03：57.（证据分级：Ⅲ；MINORS 条目评价：15 分）

[20] 王岳虹. 中医药治疗原发性视网膜色素变性的疗效分析［J］. 中外医学研究，2012，21：122.（证据分级：Ⅲ；MINORS 条目评价：13 分）

[21] 张延菊，方晓丽. 温通针法治疗原发性视网膜色素变性的临床观察［J］. 中国中医眼科杂志，

2015，04：259 – 262.（证据分级：Ⅳ；MINORS 条目评价：15 分）

［22］陈伟丽，庄曾渊，巢国俊，等．中医药治疗原发性视网膜色素变性的疗效分析［J］．中国中医眼科杂志，2010，04：198 – 200.（证据分级：Ⅲ；MINORS 条目评价：16 分）

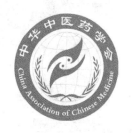

团 体 标 准

T/CACM 1281—2019

代替 ZYYXH/T3.4 - 2007

中医眼科临床诊疗指南
糖尿病视网膜病变

Clinical guidelines for diagnosis and treatment of ophthalmology in TCM
Diabeticretinopathy

2019-01-30 发布

2020-01-01 实施

中华中医药学会 发布

前　言

本指南按照 GB/T 1.1—2009 给出的规则起草。

本指南代替了 ZYYXH/T3.4—2007 糖尿病中医防治指南·糖尿病视网膜病变，与 ZYYXH/T3.4—2007 相比主要技术变化如下：

——增加了"范围"（见 1）；

——增加了"术语和定义"（见 2）；

——增加了"辨证"（见 4）；

——增加了"预防与调摄"（见 6）；

——增加了视野检查（见 3.1.4）；

——增加了"阴津不足，燥热内生证"（见 4.1）；

——增加了"脾失健运，水湿阻滞证"（见 4.4）；

——修改了"眼底荧光血管造影"名称（见 3.1.4，2007 年版的 3.2.2）；

——修改了"气阴两虚，络脉瘀阻证"方药（见 5.2.2，2007 年版的 4.2.1）；

——修改了"肝肾亏虚，目络失养证"方药（见 5.2.3，2007 年版的 4.2.2）；

——修改了"中成药"相关内容（见 5.3，2007 年版的 4.3.1）；

——修改了"西医治疗"相关内容（见 5.6，2007 年版的 4.4）；

——修改了参考文献的格式（见参考文献，2007 年版的 7）；

——删除了"概述"（见 2007 年版的 1）。

请注意本指南的某些内容可能涉及专利，本指南的发布机构不承担识别这些专利的责任。

本指南由中华中医药学会提出并归口。

本指南主要起草单位：成都中医药大学附属医院、中日友好医院、成都中医药大学、中国中医科学院眼科医院、广西中医药大学第一附属医院、中国中医科学院望京医院、广西壮族自治区人民医院、宁夏回族自治区人民医院眼科医院、广东省中医院、黑龙江中医药大学附属第一医院、山东中医药大学第二附属医院、河北省眼科医院、上海中医药大学附属龙华医院、安康市中医医院、甘肃省中医院、陕西中医药大学附属医院。

本指南主要起草人：段俊国、金明、接传红、路雪婧。

本指南于 2007 年 12 月首次发布，2019 年 1 月第一次修订。

引　言

临床诊疗指南的制定应根据当前最佳证据，结合个人经验和病人意愿，为病人做出最佳决策，从而帮助医生规范预防、诊断、治疗、康复及保健工作。目前，学者们公认，循证的指南（即在复习和评价现有临床证据的基础上制订指南，在没有证据的情况下可通过专家共识达成一致性推荐意见）权威性更高。好的指南必须使用循证医学的原则和方法，将循证医学概念引入中医临床研究，并在此基础上形成临床诊疗指南。

中医药的循证医学发展较晚，循证医学内容严重不足，缺乏自己的循证医学研究基础，所以以往的中医诊疗指南多基于专家共识，而此次中医糖尿病视网膜病变临床诊疗指南的修订在结合中医学自身特点的同时，应用循证医学方法和系统评价，经有关方面协商一致，在分析、比较、综合和验证的基础上，规范化编制的中医治疗糖尿病视网膜病变的纲领性文件，具有科学性、实用性和权威性，有助于循证医学原则在中医临床实践中得到更好的贯彻和实施，从而规范医生的医疗行为，提高中医防治疗效。

中医眼科临床诊疗指南 糖尿病视网膜病变

1 范围

本指南规定了糖尿病视网膜病变的诊断、辨证和治疗。

本指南适用于糖尿病视网膜病变的诊断和治疗。

2 术语和定义

下列术语和定义适用于本指南。

2.1

糖尿病视网膜病变 Diabetic retinopathy，DR

糖尿病视网膜病变是糖尿病导致的视网膜微血管损害所引起一系列典型病变，是一种影响视力甚至致盲的慢性进行性疾病。

"消渴内障"为"消渴目病"之一，属"视瞻昏渺""云雾移晴""暴盲"及"血灌瞳神"等内障眼病范畴。

3 诊断

3.1 诊断要点

3.1.1 症状

早期眼部多无自觉症状，病久可有不同程度视力减退，眼前黑影飞舞，或视物变形，甚至失明。

3.1.2 体征

眼底表现包括微动脉瘤、出血、硬性渗出、棉絮斑、静脉串珠状、IRMA、黄斑水肿、新生血管、视网膜前出血及玻璃体积血等。

3.1.3 并发症

并发症有牵拉性视网膜脱离、虹膜新生血管及新生血管性青光眼等。

3.1.3.1 牵拉性视网膜脱离

视网膜增殖膜及新生血管膜收缩，是引发牵拉性视网膜脱离的主要原因。

3.1.3.2 虹膜新生血管及新生血管性青光眼

广泛的视网膜缺血诱生血管生长因子，刺激虹膜及房角产生新生血管。虹膜新生血管表现为虹膜表面出现的细小弯曲、不规则血管，多见于瞳孔缘，可向周边发展；房角新生血管阻塞或牵拉小梁网，或出血，影响房水引流，导致眼压升高，形成新生血管性青光眼。

3.1.4 眼科检查

——视力：裸眼视力（远近视力）和矫正视力。

——眼压。

——裂隙灯显微镜检查。

——眼底检查：散瞳后进行眼底检查。

——彩色眼底照相：发现 DR 的重复性比其他检查要好，对于记录 DR 的明显进展和治疗的反应有价值。但在发现黄斑水肿的视网膜增厚及细微的新生血管方面，荧光素眼底血管造影和光学相干断层扫描更具有优越性。

——荧光素眼底血管造影（FFA）：检眼镜下未见 DR 眼底表现的患者，FFA 检查可出现异常荧光，如微血管瘤样强荧光、毛细血管扩张或渗漏、视网膜血管无灌注区、新生血管及黄斑囊样水肿等。因此，FFA 可提高 DR 的诊断率，有助于评估疾病的严重程度，并指导治疗、评价临床疗效。

——光学相干断层扫描（OCT）：获得玻璃体视网膜交界面、视网膜和视网膜间隙的高分辨图像。客观显示视网膜各层结构，监测黄斑水肿。

——视觉电生理：反映视网膜色素上皮、光感受器、双极细胞及神经节细胞至大脑视皮层完整的视觉传导电信号，能够对 DR 病变进行分层定位及量化检测。

——视野检查：光敏感度及视野缺损范围检查可以较好地评价 DR 患者的视功能损害程度。

——超声检查：对于屈光间质浑浊，如 DR 引起的白内障、玻璃体积血，超声检查很有价值。屈光间质浑浊的阻挡，可导致间接检眼镜检查无法除外视网膜脱离，应当进行超声检查。

3.2 鉴别诊断

本病应与高血压性视网膜病变、视网膜静脉阻塞相鉴别。

3.2.1 高血压性视网膜病变

有高血压病史，眼底可见视网膜动脉变细、反光增强，动、静脉交叉压迫现象明显，棉絮斑、硬性渗出、出血及广泛微血管改变。还可见视盘水肿。

3.2.2 视网膜静脉阻塞

有或无高血压病史，多为单眼发病，眼底出血为浅层、火焰状，沿视网膜静脉分布，后极部多，周边逐渐减少。静脉高度扩张迂曲，呈腊肠状。

4 辨证

4.1 阴津不足，燥热内生证

视力正常或减退，病变为临床分级 1 ~ 3 级；口渴多饮，口干咽燥，消谷善饥，大便干结，小便黄赤；舌质红，苔微黄，脉细数。

4.2 气阴两虚，络脉瘀阻证

视物模糊，目睛干涩，或视物变形，或眼前黑花飘舞，视网膜病变多为 1 ~ 4 级，神疲乏力，气短懒言，口干咽燥，自汗，便干或稀溏，舌胖嫩、紫暗或有瘀斑，脉沉细无力。

4.3 肝肾亏虚，目络失养证

视物模糊，目睛干涩，视网膜病变多为 1 ~ 3 级；头晕耳鸣，腰膝酸软，肢体麻木，大便干结，舌暗红少苔，脉细涩。

4.4 脾失健运，水湿阻滞证

视物模糊，或视物变形，或自觉眼前黑花漂移，视网膜病变多为 2 ~ 4 级，以视网膜水肿、棉绒斑、出血为甚；面色萎黄或无华，神疲乏力、头晕耳鸣，小便量多清长；舌质淡，脉弱。

4.5 阴阳两虚，血瘀痰凝证

视力模糊，目睛干涩或严重障碍，视网膜病变多为 4 ~ 5 级；神疲乏力，五心烦热，失眠健忘，腰酸肢冷，手足凉麻，阳痿早泄，下肢浮肿，大便溏结交替；舌淡胖少津或有瘀点，或唇舌紫暗，脉沉细无力。

5 治疗

5.1 治疗原则

本病应在西医有效控制血糖、血压和血脂的基础上给予中医治疗。该病主要病机为气血阴阳失调，以气阴两虚、肝肾不足、阴阳两虚为本，脉络瘀阻、痰浊凝滞为标。以益气养阴、滋养肝肾、阴阳双补治其本；通络明目、活血化瘀、化痰散结治其标。临证要全身辨证与眼局部辨证相结合。首当辨全身虚实、寒热，根据眼底出血时间，酌加化瘀通络之品。早期出血以凉血化瘀为主，出血停止两周后以活血化瘀为主，后期加用化痰软坚散结之剂。微血管瘤、水肿、渗出等随证加减。

5.2 分证论治（证据分级：Ⅳ；推荐级别：D）

5.2.1 阴津不足，燥热内生证

治法：养阴生津，凉血润燥。

主方：玉泉丸（《中国中成药优选》）合知柏地黄丸（《医宗金鉴》）加减。

常用药：葛根、天花粉、地黄、麦冬、五味子、知母、黄柏、山茱萸、山药、茯苓、泽泻、牡丹

皮、糯米、甘草。

5.2.2 气阴两虚，络脉瘀阻证

治法：益气养阴，活血通络。

主方：生脉散（《内外伤辨惑论》）合杞菊地黄丸（《医级》）加用丹参、郁金加减。

常用药：人参、麦冬、五味子、枸杞、菊花、熟地黄、山茱萸、山药、茯苓、泽泻、牡丹皮。

5.2.3 肝肾亏虚，目络失养证

治法：滋补肝肾，润燥通络。

主方：杞菊地黄丸（《医级》）加减。

常用药：枸杞子、菊花、熟地黄、山茱萸、山药、茯苓、泽泻、牡丹皮。

5.2.4 脾失健运，水湿阻滞证

治法：健脾益气，利水消滞。

主方：补中益气汤（《脾胃论》）合五苓散（《伤寒论》）加减。

常用药：人参、白术、炙甘草、黄芪、当归、陈皮、升麻、柴胡、猪苓、茯苓、泽泻、桂枝。

5.2.5 阴阳两虚，血瘀痰凝证

治法：滋阴补阳，化痰祛瘀。

主方：偏阴虚者选左归丸（《景岳全书》），偏阳虚者选右归丸（《景岳全书》）加减。

常用药：熟地黄、鹿角胶、龟板胶、山药、枸杞、山茱萸、川牛膝、菟丝子、附子、肉桂、杜仲、当归、淫羊藿。

5.3 中成药

——芪明颗粒：用于肝肾亏虚，气阴两虚兼脉络瘀阻证。（证据分级：Ⅰb；推荐级别：A）

——明目地黄丸：用于肝肾阴虚，目涩畏光，视物模糊等。（证据分级：Ⅳ；推荐级别：D）

——石斛夜光丸：用于肝肾两亏，阴虚火旺，内障目暗，视物昏花等。（证据分级：Ⅳ；推荐级别：D）

——复方血栓通胶囊：用于血瘀兼气阴两虚证，神疲乏力，咽干，口干，视物模糊。（证据分级：Ⅱa；推荐级别：B）

5.4 针灸

对于DR 1~3级，出血较少者，可慎用针刺疗法，取太阳、阳白、攒竹、足三里、三阴交、光明、肝俞、肾俞等穴，可分两组轮流取用，每次取眼区穴1~2个，四肢及背部3~5个，平补平泻。（证据分级：Ⅳ；推荐级别：D）

5.5 电离子导入

采用电离子导入的方式，使中药制剂直接到达眼部的病灶组织，从而促进视网膜出血、渗出和水肿的吸收。该法具有方法简便、创伤小、作用直接等特点。（证据分级：Ⅳ；推荐级别：D）

5.6 西医治疗

根据患者疾病分期，适当采用光凝治疗、玻璃体切割术、抗VEGF治疗，具体参照《我国糖尿病视网膜病变临床诊疗指南》（2014年）。

6 预防与调摄

——严格而合理地控制血糖、血压、血脂。

——慎起居、调情志，戒烟限酒，合理饮食，适当运动。

——定期做眼科检查，及时采取针对性治疗。

参 考 文 献

［1］中华医学会眼科学会眼底病学组．我国糖尿病视网膜病变临床诊疗指南（2014 年）［J］．中华眼科杂志，2014，50（11）：851－865．

［2］段俊国．中西医结合眼科学［M］．北京：中国中医药出版社，2013．

［3］中华中医药学会糖尿病分会．糖尿病视网膜病变中医诊疗标准［J］．世界中西医结合杂志，2011，6（7）：632－637．

［4］段俊国．中医眼科学［M］．北京：人民卫生出版社，2012．

［5］段俊国，廖品正，吴烈，等．中药复方芪明颗粒治疗糖尿病视网膜病变双盲双模拟随机对照多中心临床研究［J］．成都中医药大学学报，2006，29（2）：1－5．

［6］曾果，刘刚，刘晖，等．芪明颗粒对单纯型糖尿病视网膜病变患者视网膜功能的影响［J］．国际眼科杂志，2015，15（3）：495－498．

［7］Luo XX，Duan JG，Liao PZ，et al. Effect of Qiming Granule on Retinal Blood Circulation of Diabetic Retinopathy：A Multicenter Clinical Trial［J］．Chin J of Integr Med，2009，15（5）：384－388．

［8］宋茹．明目地黄丸对糖尿病视网膜病变的疗效［J］．中医临床研究，2013，5（11）：36－37．

［9］沈国红．复方血栓通胶囊治疗糖尿病视网膜病变的系统分析［J］．中国中医药科技，2014，21（5）：591－592．

［10］朱艳霞，李俊，应佳．复方血栓通胶囊用于非增殖期糖尿病视网膜病变的疗效观察［J］．中国现代医生，2016，54（24）：60－62＋66．

［11］马红霞，刘静，刘光辉．复方血栓通胶囊对非增殖性糖尿病视网膜病变患者视网膜微循环的影响［J］．中华中医药杂志，2016，31（04）：1490－1493．

［12］王琴．盐酸二甲双胍片联合杞菊地黄丸治疗气阴两虚型糖尿病视网膜病变的疗效［J］．中国老年学杂志，2016，36（19）：4775－4777．

［13］李欢，罗向霞．右归丸阴中求阳治疗肾阳虚型糖尿病视网膜病变的研究概述［J］．时珍国医国药，2015，26（7）：1723－1725．

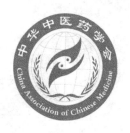

团 体 标 准

T/CACM 1289—2019
代替 ZYYXH/T294—2012

中医眼科临床诊疗指南
原发性闭角型青光眼

Clinical guidelines for diagnosis and treatment of ophthalmology in TCM
Primary angle closure glaucoma

2019-01-30 发布

2020-01-01 实施

中华中医药学会 发布

前　言

本指南按照 GB/T 1.1—2009 给出的规则起草。

本指南代替了 ZYYXH/T 294—2012 中医眼科常见病诊疗指南·原发性闭角型青光眼，与 ZYYXH/T 294—2012 相比主要技术变化如下：

——修改了"原发性闭角型青光眼定义"（见 2，2012 年版的 2）；

——增加了"慢性闭角型青光眼分期"（见 2，2012 年版的 2）；

——修改了"原发性闭角型青光眼中医疾病范畴"（见 2，2012 年版的 2）；

——增加了"诊断中其他检查"（见 3.1.4，2012 年版的 3.1.4）；

——修改了"鉴别诊断中恶性青光眼"（见 3.2.4，2012 年版的 3.2.4）；

——修改了"治疗原则"（见 5.1，2012 年版的 5.1）；

——增加了"中成药"（见 5.3，2012 年版的 5.3）；

——修改了"针灸疗法适用范围"（见 5.4，2012 年版的 5.4）；

——增加了"针灸疗法的常用穴位"（见 5.4，2012 年版的 5.4）；。

本指南由中华中医药学会提出并归口。

本指南主要起草单位：成都中医药大学附属医院、山东中医药大学第二附属医院、中日友好医院、湖南中医药大学附属医院、广东省中医院、天津中医药大学第一附属医院、陕西中医药大学附属医院、绵阳市中医院、西南医科大学附属中医医院、安康市中医医院、成都市第一人民医院。

本指南主要起草人：郑燕林、周绿绿。

本指南于 2012 年 8 月首次发布，2019 年 1 月第一次修订。

引　言

　　青光眼是当今世界范围内第一位不可逆的致盲性眼病。原发性闭角型青光眼（primary anger closure glaucoma，PACG）通常会导致严重的视野缺失、视力损害，甚至失明。未来 10 年，其在亚洲高龄人群中的发病人数将显著增加。中医学治疗青光眼有悠久的历史。中华中医药学会于 2012 年 8 月发布了第一版中医眼科诊疗规范，其中也包含了原发性闭角型青光眼。而今，为进一步强化规范，2014 年 12 月由国家中医药管理局立项，成都中医药大学附属医院承担的"原发性闭角型青光眼修订"工作如期开展。

　　本项目针对 PACG 进行中医诊疗规范化，使 PACG 在中医诊断治疗方面得到规范。本指南修订的文献研究基于循证医学证据收集和评价古代及现代文献，收集指南相关的研究成果，按照指南相关内容进行统计分析总结。其中，调查问卷参照德尔菲法进行专家调查。同时，此次修订工作开展了同行一致性评价及质量方法学评价，避免了指南在实施过程中由于地域差别造成的阻碍，保证了指南的规范性、科学性及可行性。为预防青光眼的进展，提高患者生活质量，减轻因 PACG 致盲加重的家庭、社会负担而努力，为推动中医药现代化做出贡献。

中医眼科临床诊疗指南　原发性闭角型青光眼

1　范围

本指南规定了原发性闭角型青光眼的诊断、辨证和治疗。

本指南适用于原发性闭角型青光眼的诊断和治疗。

原发性闭角型青光眼的中医诊疗可参考本指南。

2　术语和定义

下列术语和定义适用于本指南。

2.1

原发性闭角型青光眼 Primary angle closure glaucoma，PACG

原发性闭角型青光眼是指原发性房角关闭所导致的急性或慢性眼压升高，伴有或不伴有青光眼性视盘改变和视野损害，以眼胀痛、头痛、视力下降、眼压升高为特征的疾病。[1]分为急性闭角型青光眼和慢性闭角型青光眼。其中，急性闭角型青光眼分为临床前期、先兆期、急性期、缓解期、慢性期；慢性闭角型青光眼分为早期、进展期、晚期。完全失明的患眼为绝对期。

本病根据其不同发病期的临床特点归属于中医"绿风内障""黑风内障""黄风内障"等病症范畴。

3　诊断

3.1　诊断要点

3.1.1　病史

部分患者可有家族史，或可有视物模糊、虹视、眼眶疼痛、眉弓疼痛、眼红眼胀等病史。

3.1.2　临床症状

本病发作有急有缓，以头痛眼胀、视物模糊甚至失明、恶心呕吐、胸胁胀痛为主要症状。

3.1.3　局部检查

急性闭角型青光眼急性发作期可见眼睑水肿，结膜混合性充血，角膜上皮水肿，角膜后色素沉着，前房极浅，周边前房几乎完全消失，瞳孔中等散大，光反射消失。慢性闭角型青光眼没有眼压急剧升高的相应症状，可见前房变浅。视盘在高眼压的持续作用下逐渐萎缩，凹陷扩大。

3.1.4　其他检查

——眼压：急性闭角型青光眼急性发作期眼压常在50mmHg以上。慢性闭角型青光眼眼压呈中等程度升高。

——前房角镜检查：房角入口窄，虹膜膨隆，房角粘连，房角关闭。

——视野：急性闭角型青光眼反复发作及慢性闭角型青光眼出现视神经损伤可有视野缺损。

——超声生物显微镜：前房变浅，房角入口窄，虹膜膨隆，房角粘连，房角关闭。

——光学相干断层扫描：急性闭角型青光眼慢性期、慢性闭角型青光眼可出现视网膜神经纤维层厚度变薄。

3.2　鉴别诊断

3.2.1　急性结膜炎

结膜充血，有分泌物，视力不受影响，瞳孔对光反应正常，眼压正常。

3.2.2　虹膜睫状体炎

视力下降，睫状充血或混合充血，眼部疼痛，眼部检查可见角膜后沉着物，房水闪辉阳性，前房可见浮游物，瞳孔缩小，虹膜后粘连等眼内炎症表现。一般眼压不高。

3.2.3 青光眼睫状体炎综合症

一般为单眼眼压升高，并伴有前节眼内炎症表现，可反复发作。

3.2.4 恶性青光眼

一般发生在青光眼滤过术后，前房浅甚至消失，眼压急剧升高。

3.2.5 继发性闭角型青光眼

常继发于原有眼部疾病，如晶状体膨胀期青光眼、晶状体半脱位青光眼、继发于葡萄膜炎的青光眼等。

4 辨证

4.1 风火攻目证

发病急剧，头痛如劈，眼珠胀痛欲脱，连及目眶，视力骤降，甚至失明，抱轮红赤，白睛混赤浮肿，黑睛雾状混浊，瞳神散大，瞳色淡绿，眼珠变硬。可伴恶心呕吐、恶寒发热、溲赤便结，舌红苔黄，脉弦数。

4.2 痰火郁结证

起病急骤，眼部症状与风火攻目相同。常伴身热面赤、动辄眩晕、恶心呕吐、溲赤便结，舌红苔黄腻，脉弦滑数。

4.3 肝郁化火证

患侧头痛，目赤胀痛，瞳神散大，视力下降，眼珠胀硬，伴见情志不舒、胸闷嗳气、食少纳呆、呕吐泛恶、口苦，舌红苔薄，脉弦数。

4.4 阴虚阳亢证

头目胀痛，瞳神散大，视物昏朦，眼珠硬痛，心烦失眠，眩晕耳鸣，口干咽燥，舌红少苔，或舌绛少津，脉弦细数或细数。

4.5 肝胃虚寒证

眼珠胀痛，瞳神散大，视物昏朦，头痛上及巅顶，干呕吐涎，食少神疲，四肢不温，舌淡苔白，脉弦。

5 治疗

5.1 治疗原则

——本病急性发作期以降低眼压为首要治疗措施，建议尽快进行手术等相关治疗。围手术期及非急性期可以配合中医治疗。

——西医治疗：参考西医原发性闭角型青光眼的临床指南。

——本病急性发作期以风、火、痰、郁及肝之阴阳失调、气血失常为主要病机，一般发病急剧，病势凶猛，临证时当审因察变，主要以通血脉、开玄府、宣壅滞，降低和控制眼压为原则。围手术期及急性闭角型青光眼慢性期、慢性闭角型青光眼，可酌情辨证施治。

——临证综合考虑中西医治疗的合理选择，以免贻误治疗时机。

5.2 分证论治

5.2.1 风火攻目证

治法：清热泻火，凉肝息风。

主方：绿风羚羊饮（《医宗金鉴》）加减或羚羊钩藤汤（《通俗伤寒论》）加减。

常用药：黑参、防风、茯苓、知母、黄芩、细辛、桔梗、车前子、羚羊角（现用水牛角代替）、大黄、竹茹、姜半夏。

羚羊角（现用水牛角代替）、钩藤、桑叶、川贝母、竹茹、生地黄、菊花、白芍、茯苓、甘草、决明子。

5.2.2　痰火郁结证

治法：降火逐痰，平肝息风。

主方：将军定痛丸（《审视瑶函》）加减。

常用药：黄芩、白僵蚕、陈皮、天麻、桔梗、青礞石、白芷、薄荷、大黄、半夏、栀子。

5.2.3　肝郁化火证

治法：清热疏肝，降逆和胃。

主方：丹栀逍遥散（《内科摘要》）加减。

常用药：柴胡、当归、白芍、茯苓、白术、甘草、薄荷、生姜、丹皮、栀子、竹茹。

5.2.4　阴虚阳亢证

治法：滋阴降火，平肝息风。

主方：知柏地黄丸（《医宗金鉴》）加减或阿胶鸡子黄汤（《通俗伤寒论》）加减。

常用药：知母、黄柏、熟地黄、山萸肉、怀山药、茯苓、泽泻、牡丹皮、钩藤、天麻。

阿胶、白芍、石决明、钩藤、生地黄、炙甘草、生牡蛎、络石藤、茯神木、鸡子黄、麦冬、郁金。

5.2.5　肝胃虚寒证

治法：温肝暖胃，降逆止痛。

主方：吴茱萸汤（《审视瑶函》）加减。

常用药：吴茱萸、川芎、炙甘草、人参、茯苓、白芷、陈皮、半夏、郁金、香附。

5.3　中成药

——龙胆泻肝丸：适用于风火攻目证。

——知柏地黄丸：适用于阴虚阳亢证。

——丹栀逍遥丸：适用于肝郁化火证。

5.4　针灸疗法

适用于围手术期患者、急性闭角型青光眼慢性期患者、慢性闭角型青光眼患者等。

主穴：风池、睛明或上睛明、承泣、太阳、百会。配穴：实证取行间、大敦、光明、太冲；虚证取肝俞、肾俞、三阴交、足三里。每日1次。

常用穴位：睛明、行间、攒竹、风池、太阳、合谷、三阴交、足三里、球后、太冲、内关、阳白。

6　预防与调摄

——早期发现，早期治疗。对疑似患者应追踪观察，并避免在暗处久留或工作。

——避免情志过激及情志抑郁，避免过度使用目力、熬夜及过度疲劳，避免在暗室或暗光下工作，少看电影或电视，以减少诱发和加重。

——若一眼已发生绿风内障，另一眼虽无症状，亦应进行预防性治疗，以免耽误病情。

——忌辛辣刺激之品，适量饮水，戒烟酒。

——切记不可误点散瞳药或使用颠茄类药物，以免引起严重后果。

参 考 文 献

[1] 我国原发性青光眼诊断和治疗专家共识. 中华眼科杂志. 2014.9.50 382－383（证据级别：Ⅳ）

[2] 朱晓林. 五风内障病名溯源 [J]. 中国中医眼科杂志，2011，05：279－281.（证据级别：Ⅳ）

[3] 彭波. 原发性闭角型青光眼的临床表现及治疗 [J]. 中外医疗，2011，34：24.（证据级别：Ⅲ，MINORS 条目评价 2 分）

[4] 张海涛，徐亮，陈长喜，徐英英，马强. 原发性闭角型青光眼急性发作眼前节形态学研究 [J]. 眼科新进展，2010，02：147－150.（证据级别：Ⅱb，MINORS 条目评价 13 分）

[5] 杨昌全，周明敏，夏朝华. 光学相干断层扫描仪测量视网膜视盘周边区神经纤维层与黄斑厚度对青光眼的诊断价值 [J]. 中国现代医学杂志，2011，11：1404－1406＋1409.（证据级别：Ⅱb，MINORS 条目评价 13 分）

[6] 崔玮，姜岚，王秀花. 超声生物显微镜在青光眼诊治中的应用进展 [J]. 国际眼科杂志，2012，02：268－270.（证据级别：Ⅲ，MINORS 条目评价 3 分）

[7] 李凤鸣. 中华眼科学. 2005 年 2 月第 2 版. 1856－1857

[8] 柴可群，王德玉. 浅谈从肝肾论治眼病 [J]. 辽宁中医杂志，1988，01：8－11.（证据级别：Ⅳ，MINORS 条目评价 3 分）

[9] 王利民，李宗智. 从郁论治青光眼 [J]. 时珍国医国药，2012，11：2931－2933.（证据级别：Ⅳ，MINORS 条目评价 3 分）

[10] 王斌，吕颂谊. 丹栀逍遥散加味治疗肝郁气滞型青光眼 60 例临床观察 《浙江中医杂志》2014 年 4 月第 49 卷第 4 期 263（证据级别；Ⅰb，改良 Jadad 量表评分 6 分）

[11] 罗维骁，刘艳，彭清华. 李熊飞治疗绿风内障经验 [J]. 湖南中医杂志，2011，06：39－40.（证据级别：Ⅳ，MINORS 条目评价 3 分）

[12] 孙河，刘吉年，王国贤. 绿风内障的辨证分型及疗效观察 [J]. 中医药信息，1992，05：33－34.（证据级别：Ⅱa，改良 Jadad 量表评分 3 分）

[13] 高锐，时春虎，田金徽等. 针灸治疗青光眼的系统评价《中国针灸》2011 年第 31 卷第 12 期. 1142－1145.（证据级别：Ⅰa，改良 Jadad 量表评分 6 分）

团　体　标　准

T/CACM 1308—2019
代替 ZYYXH/T304—2012

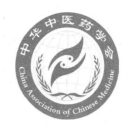

中医眼科临床诊疗指南
前部缺血性视神经病变

Clinical guidelines for diagnosis and treatment of ophthalmology in TCM
Anteriorischemic optic neuropathy

2019-01-30 发布

2020-01-01 实施

中华中医药学会 发布

前　言

本指南按照 GB/T 1.1—2009 给出的规则起草。

本指南代替了 ZYYXH/T304—2012 中医眼科常见病诊疗指南·前部缺血性视神经病变，与 ZYYXH/T304—2012 相比主要技术变化如下：

——修改了术语和定义（见2，2012 年版的2）；

——修改了病史（见3.1.1，2012 年版的3.1.1）；

——修改了其他检查（见3.1.4，2012 年版的3.1.4）；

——修改了辨证证候描述（见4.1~4.4，2012 年版的4.1~4.4）；

——增加了辨证中的气虚血瘀证及其证候表现（见4.5）；

——修改了分证论治证候及常用药（见5.2，2012 年版的5.2）；

——增加了气虚血瘀证的分证论治（见5.2）；

——修改了中成药（见5.3，2012 年版的5.3）；

——修改了中药注射液（见5.4，2012 年版的5.4）；

——修改了针灸疗法（见5.6，2012 年版的5.6）；

——增加了激素（见5.7）；

——增加了预防与调摄（见6）。

本指南由中华中医药学会提出并归口。

本指南主要起草单位：安康市中医医院、北京中医药大学东方医院、山东中医药大学第二附属医院、成都中医药大学附属医院、陕西中医药大学附属医院、西安市中医医院、西安市第四医院、陕西省中医医院、宝鸡市中医医院、汉阴县人民医院。

本指南主要起草人：沈兰珂、王满华、马雯、史安冰、王莉、王华、唐浩、宋健斌、王道军、潘平康、吴宗涛、唐勇、李琳、钟璧璟、张光祥

本指南于 2012 年 1 月首次发布，2019 年 1 月第一次修订。

引　言

随着社会老龄化加重，前部缺血性视神经病变发病率逐渐增高。本病属于眼科急症，严重影响着患者的视功能。目前西医对本病无特效疗法，中医药对本病的治疗具有一定的优势。此次指南修订的目的主要是为了规范前部缺血性视神经病变的中医眼科临床医疗行为，给中医及中西医结合医师推荐可以实际应用的前部缺血性视神经病变诊断、中医辨证和治疗的策略与方法。

本指南是《中医眼科常见病诊疗指南·前部缺血性视神经病变》201 年版的修订版，反映了近年来中医眼科前部缺血性视神经病变的最新临床研究进展及专家共识，比前版更为科学、规范、严格、实用、易操作，为新版循证性前部缺血性视神经病变中医临床诊疗指南。

中医眼科临床诊疗指南　前部缺血性视神经病变

1　范围

本指南规定了前部缺血性视神经病变的诊断、辨证和治疗。

本指南适合中医及中西医结合眼科医师使用。

2　术语和定义

下列术语和定义适用于本指南。

2.1

前部缺血性视神经病变 Anterior ischemic optic neuropathy，AION

前部缺血性视神经病变是指以突然视力减退、视盘水肿和与生理盲点相连的象限性视野缺损为特征的疾病。临床上分为两型：一种为非动脉炎性（non-arteritic AION，NAION），另一种为动脉炎性（arteritic AION，AAION）。

本病归属于中医"目系暴盲"或"视瞻昏渺"等病症范畴。

3　诊断

3.1　诊断要点

3.1.1　病史

可有高血压、糖尿病、动脉硬化等病史。

3.1.2　临床症状

视力突然减退或丧失，通常不伴有眼球转动疼痛或钝痛，部分患者发病前可有一过性视物模糊或黑矇。

3.1.3　局部检查

患眼有相对性瞳孔传导阻滞（RAPD），眼底检查见视盘局限性或弥漫性水肿，视盘周围有线形出血，晚期视神经萎缩。

3.1.4　其他检查

——视野：检查见有与生理盲点相连的象限性视野缺损。

——视觉电生理：视觉诱发电位潜伏期延长和（或）振幅降低。

——荧光素眼底血管造影：表现为早期视盘荧光充盈迟缓或缺损，后期荧光渗漏增强。

——OCT：早期视盘水肿隆起，视盘周围神经纤维厚度增加，后期视盘水肿消退，视盘周围神经纤维厚度萎缩变薄。

——动脉炎性前部缺血性视神经病变除上述表现外，还具有血沉明显加快、C反应蛋白增高等特点，颞动脉活检可以确诊。

3.2　鉴别诊断

3.2.1　急性视神经炎

本病多为青少年发病，视力急剧下降，可伴眼球转动痛，眼底表现为视盘充血性水肿，颜色较红、边界不清，视野表现为中心暗点或向心性视野损害。

3.2.2　视盘水肿

本病多为颅内原发疾病引起，颅内压增高。一般双眼发病，视盘水肿明显，隆起度一般在3D以上，周围视网膜水肿，静脉迂曲扩张。早期视力正常，病程较久者可有阵发性黑矇。视野为生理盲点扩大。

3.2.3　Foster-Kennedy 综合征

本病为额叶底部肿瘤或蝶骨嵴、嗅沟脑膜瘤压迫一侧视神经所致。临床表现为视力严重减退，病变侧视神经萎缩和嗅觉缺失，对侧视盘水肿。查头颅 CT 和 MRI 可以确诊。

4 辨证

4.1 气滞血瘀证

视力骤降或突然眼前黑影，无眼球疼痛，视盘呈灰白色水肿、边界模糊，视盘周围可见出血，视网膜动脉细，或视盘水肿逐渐消退，出血吸收；伴胸胁胀满、心烦郁闷、头目胀痛，舌质紫暗或有瘀点，脉弦或涩。

4.2 肝肾阴虚证

视物不清日久，视盘边界逐渐清晰，颜色变淡或苍白，视盘周围出血吸收；伴腰膝酸软、头晕目眩、耳鸣耳聋、失眠盗汗；舌质偏红，苔少，脉细数。

4.3 肝阳上亢证

视力骤降或突然眼前黑影，无眼球疼痛，视盘呈灰白色水肿、边界模糊，视盘周围可见出血，视网膜动脉细；伴目干涩、头眼胀痛或眩晕时作、急躁易怒、面赤烘热、心悸健忘、失眠多梦、口苦咽干；舌质红，少苔，脉弦细或数。

4.4 痰热上壅证

视力骤降或突然眼前黑影，无眼球疼痛，视盘呈灰白色水肿、边界模糊，视盘周围可见出血；形体多较肥胖，伴头晕目眩、胸闷烦躁、食少恶心、口苦痰稠；舌质红，苔黄腻，脉弦滑。

4.5 气虚血瘀证

视力骤降或突然眼前黑影，视盘呈灰白色水肿、边界模糊，视盘周围可见出血；或视物不清日久，视盘色淡、边界逐渐清晰，视盘周围出血逐渐吸收；伴头胀痛或眼刺疼不移、神疲乏力、面色萎黄、倦怠懒言；舌质偏淡或见瘀斑，脉象细涩或细数无力。

5 治疗

5.1 治疗原则

本病治疗以活血化瘀、理气通络为原则。病之初期以气滞血瘀为主，治疗应活血化瘀；晚期以阴虚肝郁为主，治疗应滋补肝肾、活血通络。

5.2 分证论治

5.2.1 气滞血瘀证

治法：活血化瘀，理气通络。

主方：血府逐瘀汤（《医林改错》）加减。（推荐级别：C）

常用药：桃仁、红花、当归、生地黄、川芎、赤芍药、牛膝、桔梗、柴胡、枳壳、甘草。

5.2.2 肝肾阴虚证

治法：滋补肝肾。

主方：明目地黄丸（《审视瑶函》）加减。（推荐级别：E）

常用药：熟地黄、山茱萸、牡丹皮、山药、茯苓、泽泻、枸杞子、菊花、当归、白芍、沙苑蒺藜、煅石决明。

5.2.3 肝阳上亢证

治法：滋阴潜阳，活血通络。

主方：育阴潜阳通脉汤（《中医眼科临床实践》）加减。（推荐级别：E）

常用药：生牡蛎、珍珠母、生地黄、山药、枸杞子、白芍、赤芍药、丹参、怀牛膝、麦冬、盐知母、盐黄柏、北沙参、蝉蜕、木贼。

5.2.4 痰热上壅证

治法：涤痰通络，活血开窍。

主方：涤痰汤（《奇效良方》）加减。（推荐级别：E）

常用药：胆南星、半夏、枳实、茯苓、陈皮、石菖蒲、人参、竹茹、甘草。

5.2.5 气虚血瘀证

治法：补气养血，化瘀通络。

主方：补阳还五汤（《医林改错》）加减。（推荐级别：D）

常用药：黄芪、当归尾、赤芍药、川芎、桃仁、红花、丹参、地龙、炙甘草。

5.3 中成药

——明目地黄丸：适用于肝肾阴虚证。（推荐级别：E）

——血府逐瘀片：适用于气滞血瘀证。（推荐级别：C）

——复方血栓通胶囊/片：适用于气虚血瘀证。（推荐级别：C）

5.4 中药注射液（推荐级别：D）

葛根素注射液、血塞通或血栓通注射液、丹参注射液、脉络宁注射液等，适用于气滞血瘀者。

5.5 穴位注射（推荐级别：C）

复方樟柳碱注射液，每日1次，每次2mL，患侧颞浅动脉旁皮下注射。

5.6 针灸疗法（推荐级别：E）

——体针：针刺合谷、太阳、风池、睛明、攒竹、球后、百会、四神聪等穴。

——头针：根据病情选择枕上正中线、枕上旁线、视区（枕骨粗隆水平线上旁开1cm，向上引平行于前后正中线的4cm直线），选用28～30号长1.5～3寸的毫针，针与头皮成30°夹角进针，捻转2～3分钟，每分钟捻转200次左右，留针20～30分钟后起针。

5.7 激素（推荐级别：D）

对于视力急剧下降、视盘水肿明显、病程在2周内的重症患者，建议口服糖皮质激素，以减轻视盘水肿、改善视力、扩大视野。不提倡玻璃体腔内注射。全身应用糖皮质激素时应给予胃黏膜保护剂，注意补钾补钙及全身相关禁忌证。对于有全身禁忌证或重症患者可酌情给予局部激素应用。

6 预防与调摄（推荐级别：D）

6.1 心理护理

避免悲观和急躁情绪，以免因病而郁，因郁而影响疗效，加重病情。

6.2 眼部护理

静心养息，爱惜目力，以免阴血耗损。可进行局部穴位按摩，可取睛明、承泣、四白、攒竹、丝竹空等穴。

6.3 生活调理

适量增加水果蔬菜摄入，少食油腻，忌烟限酒，控制全身基础疾病。

参 考 文 献

[1] 陈伟丽. 补阳还五汤治疗前部缺血性视神经病变50例 [J]. 中国中医急症杂志, 2010, 19 (10): 1808. (证据分级: Ⅲ; MINORS 条目评分: 15 分)

[2] 蒋为清, 葛正光. 中西医结合治疗前部缺血性视神经病变疗效观察 [J]. 实用中医药杂志, 2015, 31 (2): 107. (证据分级: Ⅲ; MINORS 条目评分: 15 分)

[3] 陶荣三, 陈鹏, 秦玉枝等. 中医药治疗前部缺血性视神经病变疗效观察 [J]. 中国实用神经疾病杂志, 2010, 13 (2): 12. (证据分级: Ⅳ; MINORS 条目评分: 13 分)

[4] 罗耀红, 朱惠安. 中药治疗前部缺血性视神经病变临床观察 [J]. 中国中医眼科杂志, 2004, 14 (3): 152-153. (证据分级: Ⅳ; MINORS 条目评分: 15 分)

[5] 庞有慧. 针刺与中药配合治疗前部缺血性视神经病变的临床疗效观察 [J]. 中国继续医学教育杂志, 2015, 7 (5): 246-247. (证据分级: Ⅳ; MINORS 条目评分: 15 分)

[6] 程志娟, 占永良, 徐盈. 中西医结合治疗前部缺血性视神经病变30例临床观察 [J]. 浙江中医杂志, 2014, 49 (3): 220. (证据分级: Ⅲ; MINORS 条目评分: 15 分)

[7] 中华医学会眼科学分会神经眼科学组. 我国非动脉炎性前部缺血性视神经病变 诊断和治疗专家共识 (2015 年) [J]. 中华眼科杂志, 2015, 51 (5): 323-324. (证据分级: Ⅳ)

[8] 杜善双, 段琼, 雷晓琴, 等. 非动脉炎性前部缺血性视神经病变发病的相关因素探讨 [J]. 陕西医学杂志, 2011, 40 (10): 1350-1351. (证据分级: Ⅲ; AMSTAR 量表评分: 7 分)

[9] 徐黄杰, 杨薇, 宋剑涛. 前部缺血性视神经病变与腔隙性脑梗死相关性的临床回顾性研究 [J]. 临床眼科杂志, 2015, 23 (2): 121-123. (证据分级: Ⅳ; AMSTAR 量表评分: 5 分)

[10] 魏文斌, 陈积中. 眼底病鉴别诊断学 [M]. 北京: 人民卫生出版社, 2012.

[11] S. Dithmar F. G. Hol 著. 翁景宁, 刘光辉, 郑永征译. 眼科荧光血管造影 [M]. 北京: 人民军医出版社, 2011.

[12] 张玉华. 综合疗法治疗前部缺血性视神经病变68例 [J]. 中国中医眼科杂志, 2008, 18 (14): 236-237. (证据分级: Ⅳ; MINORS 条目评分: 13 分)

[13] 雷淑红, 何平, 陈小虎. 血府逐瘀汤治疗前部缺血性视神经病变研究 [J]. 商洛学院学报, 2009, 23 (4): 64-65. (证据分级: Ⅱ; Jadad 量表评分: 3 分)

[14] 金忠平, 季惠林. 中西医结合治疗前部缺血性视神经病变40例 [J]. 中国中医药科技, 2008, 15 (4): 331. (证据分级: Ⅱ; Jadad 量表评分: 3 分)

[15] 陆勤康, 张军涛, 赵娜. 补阳还五汤联合鼠神经生长因子治疗前部缺血性视神经病变视功能减退 [J]. 浙江中医药大学学报, 2013, 37 (10): 1160-1164. (证据分级: Ⅲ; MINORS 条目评分: 15 分)

[16] 李振波, 张杰, 孙先勇, 等. 复方血栓通胶囊治疗前部缺血性视神经病变疗效观察 [J]. 滨州医学院学报, 2011, 34 (3): 237-238. (证据分级: Ⅱ; Jadad 量表评分: 3 分)

[17] 汤永强. 复方樟柳碱对老年前部缺血性视神经病变患者血流动力学和视功能恢复的影响 [J]. 中国老年学杂志, 2008, 28 (9): 883-885. (证据分级: Ⅲ; MINORS 条目评分: 16 分)

[18] 陈晓敏, 韩德昌, 魏象东, 等. 地塞米松球旁注射治疗前部缺血性视神经病变的临床研究 [J].

国际眼科杂志，2013，13（3）：470－473．（证据分级：Ⅲ；MINORS 条目评分：14 分）

［19］王建民，赵云．非动脉炎性前部缺血性视神经病变的糖皮质激素治疗［J］．中国实用眼科杂志，2011，29（11）：1119－1123．（证据分级：Ⅴ；AMSTAR 量表评分：5 分）

［20］唐苗苗，沈兰珂，唐浩，等．针刺结合补气活血法治疗前部缺血性视神经病变疗效观察［J］．中国中医眼科杂志，2013，23（2）：101－103．（证据分级：Ⅱ；Jadad 量表评分：3 分）

［21］黄晓丽，武志峰，孟小妹．非动脉炎性前部缺血性视神经病变光学相干断层扫描研究［J］．中国实用眼科杂志，2013，30（2）：133－136．（证据分级：Ⅲ；MINORS 条目评分：16 分）

［22］彭清华．中西医结合眼科学［M］．北京：中国中医药出版社，2010．

［23］曾庆华．中医眼科学［M］．北京：中国中医药出版社，2005．